DISSERTATION

SUR LES

PRINCIPALES AFFECTIONS

DE L'UTÉRUS,

Par le Dr ROSIER,

Médecin, Chirurgien, Accoucheur de la Faculté de Paris,
Membre du Corps médical de l'Université royale d'Erlangen (Bavière),
Médecin en Chef de la Société de Secours mutuels de Sainte-Anne.

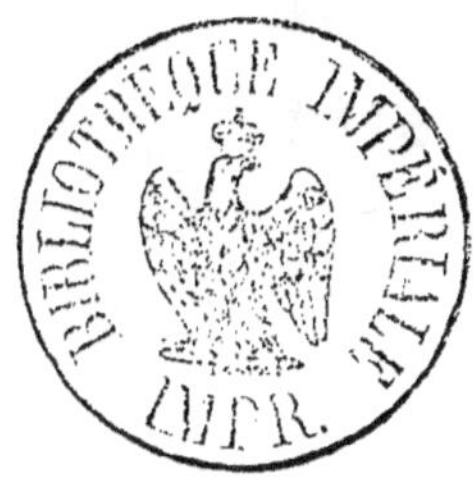

PARIS.

RIGNOUX, IMPRIMEUR DE LA FACULTÉ DE MÉDECINE,
rue Monsieur-le-Prince, 31.

1858

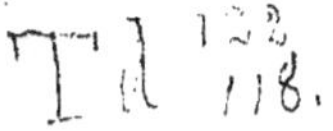

A MES ONCLES, CURÉS.

Vous avez dirigé les premières années de ma jeunesse dans la carrière des sciences, vous m'avez fait aimer le travail, et vous n'avez cessé depuis de me soutenir par vos sages conseils dans les circonstances difficiles de la vie. Mon affection et ma reconnaissance vous sont éternellement acquises.

A M. BECQUEREL,

Professeur agrégé à la Faculté de Médecine de Paris,
Médecin des Hôpitaux.

Témoignage d'admiration.

A M. SABROUX,

Inspecteur des Marchés Saint-Honoré, d'Aguesseau,
et de la Madeleine,
Commissaire de Bienfaisance du 2ᵉ Arrondissement,

MON MEILLEUR AMI.

DISSERTATION

SUR LES

PRINCIPALES AFFECTIONS DE L'UTÉRUS.

La femme n'est que par l'utérus : *mulier est propter uterum*, disaient les médecins d'autrefois. L'utérus est donc l'organe qui constitue essentiellement la femme. Il est sujet à une foule de maladies sur lesquelles, malgré un nombre infini de savantes observations, de profondes recherches, de très-habiles et souvent très-heureuses opérations, la science ne paraît pas encore avoir dit son dernier mot. Depuis une dizaine ou quinzaine d'années cependant, les maladies qui affectent cet organe si important ont été étudiées avec tant de persévérance et de soins par des hommes d'une valeur si incontestable et si incontestée, qui se sont fait de ces affections une spécialité glorieuse, que l'on peut dire que le jour commence à briller dans cette nuit, jadis fort obscure. Cruveilhier, Récamier, Lisfranc, d'abord, et après eux, MM. Ricord, Aran, Becquerel, ont élucidé *ex professo* bien des questions ardues dont la solution n'offrira plus à l'avenir de difficultés, tandis que, de leur côté, des hommes d'une non moins grande valeur, MM. Trousseau, Nélaton, Velpeau, apportent tous les jours de nouveaux traits de lumière dans les ténèbres de moins en moins profondes des maladies de l'organe gestateur.

C'est dans la matière que nous traitons principalement que les maladies de la même nature se ressemblent peu. En effet, 'si on peut leur trouver au fond certains caractères généraux, au moyen desquels il est donné de les spécifier, de les distinguer les uns des autres, de les nommer, il n'en est pas moins vrai qu'elles présentent fréquemment des apparences si variées, des particularités parfois si tranchées, que le praticien le moins inexpérimenté hésite souvent dans le choix des moyens thérapeutiques mis à sa disposition. Quant à nous, dans la nécessité où nous sommes de mettre un peu d'ordre dans un aussi vaste sujet, et de nous borner, nous allons signaler le plus grand nombre d'états morbides que peut offrir l'utérus, ne nous arrêtant un peu longuement, à l'exemple et à la suite des maîtres cités plus haut, que sur quelques-uns des plus remarquables de ces états.

Déviations de l'utérus.

Avant tout nous fixerons l'attention du médecin sur ces innombrables maladies de l'utérus qui, sous les noms d'*abaissement*, de *descente*, de *version*, d'*antéversion*, de *rétroversion*, d'*inclinaison latérale*, de *prolapsus*, et sous les noms génériques de *déplacement* ou *déviation*, sont si fréquentes chez les femmes qui ont eu commerce avec des hommes, et qui, dans quelques situations exceptionnelles, n'ont pas épargné des filles vierges. Sur 143 maladies utérines entrées dans le service de M. Aran, depuis le 2 mai 1855 jusqu'au 5 juin 1856, ce célèbre professeur a compté 103 exemples de *déplacement* ou de *déviation;* l'*abaissement* dominait, car on pouvait constater :

10 cas d'*abaissement* simple ;

26   —   avec *rétroversion ;*

25   —   avec *antéversion ;*

18 cas de *rétroversion ;*

24 cas d'*antéversion ;*

C'est-à-dire 61 cas d'*abaissement* avec ou sans flexion, et 42 cas d'inflexions diverses sans abaissement.

L'homme éminent que nous venons de citer, et qui est aujourd'hui une des plus belles gloires de l'école de Paris, se livre à cette occasion à des calculs statistiques sur le nombre des femmes atteintes de l'affection ci-dessus qui avaient eu des couches, sur leur âge, etc. etc. Ces calculs dressés pour établir un point de doctrine, une opinion spéculative, touchant plus à la philosophie de la médecine qu'à la pratique de cet art, nous n'avons pas besoin de les rappeler ; mais nous insistons sur les premiers, parce qu'ils démontrent péremptoirement ce que nous avancions tout à l'heure, la fréquence de l'affection qui nous occupe. Les chiffres posés par M. Aran prouvent d'autant plus cette fréquence, qu'il convient lui-même que, malgré les 103 cas qu'il présente, les classes inférieures de la société (celles qui ont exclusivement l'habitude de demander les soins de l'hospice) viennent rarement (pour cette affection) réclamer des soins.

Le diagnostic des flexions utérines, dit le professeur renommé de l'hôpital Saint-Antoine, professeur à qui nous ferons, ainsi qu'au non moins célèbre M. Becquerel, de la Pitié, de très-nombreux emprunts, est moins simple qu'il ne le paraît. Si l'on touche la femme étant couchée, l'*abaissement* et l'*antéflexion* (M. Aran nomme *antéflexion*, *rétroflexion*, etc., ce que les autres théoriciens et praticiens nomment *antéversion*, *rétroversion*) peuvent disparaître, car l'utérus se remet en place : d'où le précepte de toucher alternativement les malades couchées et debout ; avec cette précaution et pourvu que les replis supérieurs du vagin présentent un certain degré de souplesse, la nature de la flexion est assez facile à constater. Il y a des cas toutefois où l'on est exposé à se tromper complétement; c'est lorsque, avec une certaine résistance des plis supérieurs du vagin, l'angle de flexion est à la fois très-saillant et comme prolongé par suite de l'inclinaison progressive du corps de l'utérus. Dans ces cas, on peut croire à une *antéflexion* lorsqu'il existe une *rétroflexion*, et réciproquement.

Dans tous les cas où le diagnostic ne peut être porté d'emblée, et généralement dans tous les cas douteux, il faut avoir recours à la sonde utérine, qui, dans un utérus normal, pénètre avec sa courbure en haut, et dont l'extrémité se porte en haut et en avant. Dans le cas de *rétroflexion*, on est obligé de relever beaucoup le manche de la sonde et d'abaisser fortement son extrémité ; la sonde pénètre courbure en bas.

S'agit-il d'une *antéversion,* c'est le contraire qui a lieu.

La constitution et le tempérament ne paraissent exercer, dit M. Becquerel, aucune influence sur le développement des déviations ; on les a observées également chez les femmes de toute constitution et de tout tempérament.

D'après les relevés statistiques de Valleix, les avortements et les accouchements antérieurs peuvent exercer une influence puissante sur la production des déviations. Nous ajoutons que le coït trop fréquemment répété, ainsi que des lésions antérieures, ont, sur ces déviations, une influence qui n'est mise en doute par aucun observateur.

Symptômes. — Parmi les symptômes, il en est de locaux, il en est de généraux. Les voici les uns et les autres, d'après Valleix, cité par M. Becquerel.

Symptômes locaux.—Pesanteur, sensation de gêne dans le bassin ; quelquefois douleurs plus vives, se prolongeant aux lombes, dans la région sacrée, et à la partie supérieure des cuisses.

Augmentation de ces accidents par la marche, l'exercice, les secousses, les efforts de toux et de défécation ; souvent l'impossibilité de marcher et de se livrer à ces exercices en est la conséquence.

Écoulement leucorrhéique de nature diverse.

Menstruation plus douloureuse, quelquefois avancée, le plus souvent retardée.

Écoulement sanguin plutôt diminué, dans quelques cas plus abondant, et présentant une véritable hémorrhagie.

Envies fréquentes d'uriner, et cependant difficulté d'accomplir cette fonction.

Constipation opiniâtre.

Symptômes généraux. — Amaigrissement plus ou moins prononcé ; teint plus pâle de la face, qui paraît plus fatiguée et souvent altérée ; courbature facile, diminution des forces, tristesse, découragement, inaptitude au travail, défaut d'énergie physique ; développement de névroses diverses, appétit bizarre, digestions souvent pénibles et difficiles, symptômes gastriques, constipation, dyspnée, palpitations ; souvent bruits anémiques au cœur et dans les vaisseaux.

Aux divers moyens de constater les déviations de l'utérus fournis par M. Aran, M. Becquerel ajoute l'emploi du *spéculum*.

L'examen au spéculum fournit des caractères positifs et des caractères négatifs que nous allons reproduire.

Les caractères négatifs sont les suivants : le spéculum, introduit dans le fond du vagin, ne rencontre nullement le col de cet organe à son extrémité. Ce col est en avant du corps de l'utérus dans la *rétroversion*, et le spéculum correspond au corps de l'organe; dans l'*antéversion*, le corps et le col de l'utérus correspondent à la partie supérieure du spéculum, qui arc-boute au fond contre la paroi du vagin.

Les caractères positifs sont : 1° la possibilité, dans quelques cas, de redresser l'utérus, et d'engager le col dans l'orifice interne du spéculum, à l'aide d'un mouvement de bascule de l'instrument, exécuté par l'opérateur, et variable pour les différentes espèces de déviations; 2° les lésions concomitantes du corps et du col de l'utérus.

TRAITEMENT. — Les deux éminents professeurs à qui nous avons emprunté la plupart des lignes précédentes sur les déviations de l'utérus s'accordent à rejeter l'emploi des divers pessaires employés, il y a quelques années, presque uniquement; toutefois ce n'est pas sans en avoir reconnu, compté et avoué les avantages, qu'ils disent être balancés, et bien au delà, par les inconvénients attachés à cet appareil. Ce rejet n'est pas absolu, comme on le suppose bien; le praticien instruit et prudent saura découvrir les cas où, sans trop de danger, il pourra recourir au pessaire.

La sonde utérine ordinaire, celle de M. Huguier, le redresseur de Simpson et celui de Valleix, rendent quelques services, employés avec circonspection. M. Becquerel conseille les douches froides, qui sont d'un puissant secours dans les déviations accompagnées d'engorgement inflammatoire; une fois celui-ci guéri, tous les symptômes disparaissent, et l'utérus se trouve redressé spontanément, ce qui est le cas le plus commun, ou bien encore dans un certain degré d'*antéversion*, mais sans manifestation de phénomènes morbides : en continuant pendant assez longtemps les douches froides, les derniers vestiges du mal se dissipent.

MARCHE, DURÉE, TERMINAISON. — Les déviations tendent à se perpétuer d'une manière indéfinie surtout quand il existe en même temps un engorgement inflammatoire du corps et du col de l'utérus, la co-existence de la déviation tendant à prolonger indéfiniment l'engorgement, et l'engorgement à maintenir la déviation. Il est rare que ces affections se terminent d'une manière fatale; souvent, à l'époque de l'âge critique, en même temps que guérissent les engorgements, les déviations finissent par disparaître.

Leucorrhée.

La vieille médecine faisait de ce phénomène, qui accompagne un très-grand nombre d'affections de l'utérus, une entité morbide distincte et particulière. Pour peu que l'on y réfléchisse, on ne tarde pas à se convaincre que la leucorrhée n'est pas un *état primitif*, mais bien un *état consécutif;* si l'on parvient à supprimer la cause qui le produit, cet état sera supprimé *ipso facto*. Du reste, au dire de Lisfranc, il ne serait pas d'une prudence extrême dans certains cas, mais dans certains cas seulement et bien rares, de poursuivre la guérison de la leucorrhée, qui alors agirait comme dérivatif ; il la range, pour ces cas-là, au rang des *maladies qu'il serait dangereux* de guérir.

Aménorrhée.

La menstruation n'est pas, comme quelques-uns le croient, une simple hémorrhagie qui se fait régulièrement chez la femme et qui est provoquée par une congestion pure et simple de l'utérus. Cette congestion est plus générale et plus étendue ; elle se lie, dit M. Aran, à un état particulier de l'ovaire, à l'évolution de l'ovule, travail analogue à celui de la ponte des animaux. Les travaux de MM. Pouchet, Bischoff, Raciborski, Négrier, Gendrin, etc., prouvent ce fait d'une manière péremptoire.

La présence des ovaires est d'une importance majeure dans la production des menstrues ; lorsque les ovaires ont été amputés ou lorsqu'ils ne fonctionnent pas, l'hémorrhagie cesse immédiatement. Dans l'Inde, et on l'a appris par Robertson, la menstruation ne s'établit pas chez les femmes qui ont subi la castration.

On doit conclure de là que chez une jeune femme, toutes les fois que les règles ne s'établissent pas à une époque voulue, s'il ne survient d'accident d'aucune espèce, il n'y a pas lieu de s'en préoccuper, car il

peut se faire qu'il n'y ait pas d'ovaires; s'il survenait, au contraire, des troubles à l'époque de la
mentruation, le médecin doit intervenir et provo-
quer les règles, autant que la chose est possible.

Il peut, en effet, se présenter des difficultés
sérieuses; sans parler des vices de conformation
du vagin, il peut y avoir une absence complète de
l'utérus, les ovaires étant parfaitement normaux.

Du reste, ces obstacles situés à l'orifice de l'utérus, au vagin, à la vulve, ne constituent pas, à proprement parler, des aménorrhées; ce qui constitue
véritablement l'aménorrhée, c'est l'*absence de congestion menstruelle et d'excrétion sanguine*.

Chez les femmes qui ont été réglées, il peut se
faire que les règles se suppriment tout à coup sous
l'influence d'une cause morale ou physique, parmi
lesquelles le refroidissement joue le rôle principal.
Cette aménorrhée par suppression n'entraîne pas
toujours des accidents : tout peut se borner à des
céphalalgies, du malaise, pendant quelques jours ou
pendant tous les mois, jusqu'au rétablissement des
menstrues.

Chez d'autres femmes, cette suppression devient
le point de départ de violentes douleurs dans les
lombes, de coliques utérines, véritables accidents
inflammatoires, qui s'accompagnent souvent de nau-
sées, de vomissements.

Il peut se faire qu'à partir de cette suppression,
les femmes ne soient plus réglées ou que les règles
ne soient plus régulières. Le médecin a à combattre

alors des accidents locaux, qui s'aggravent à chaque époque menstruelle, quoique l'écoulement n'ait pas lieu ; ou bien ce sont des phénomènes généraux, des étourdissements, des congestions vers la tête, dès que la malade se penche, de la rougeur de la face avec altération de coloration, de la dyspepsie avec gonflement de l'estomac et constipation ; d'autres fois encore, des phénomènes de chloro-anémie qui viennent, par une bizarrerie étrange, assaillir la malade à la suite de la suppression de l'hémorrhagie.

Nous ne suivrons pas plus longtemps M. Aran dans les développements aussi nouveaux qu'éloquents qu'il donne à la description des suites de la suppression des règles ; nous avons hâte d'arriver aux moyens thérapeutiques qu'il propose.

TRAITEMENT. — Il faut en général, chez les jeunes filles, se borner, pour combattre ces accidents, à des moyens extérieurs, tels que l'application de quelques sangsues aux aines et aux cuisses, des bains de siége chauds, des ventouses sèches sur les mamelles, moyen employé par Hippocrate, et repris dans ces derniers temps.

Si les règles ne reviennent pas, l'exploration des organes génitaux devient indispensable ; il peut se faire qu'on ait affaire, en effet, à une imperforation de la vulve, du vagin, du col même.

Les moyens à employer sont : 1° la sonde utérine, qui à elle seule est souvent un traitement ; 2° l'électricité appliquée topiquement dans le vagin pendant plusieurs jours; 3° des injections, dans le vagin, de lait contenant quelques gouttes d'ammoniaque.

S'il s'agit d'une femme déjà réglée, et que les règles ne soient supprimées que depuis quelques instants, on fera placer la malade dans des conditions opposées à celles qui ont arrêté le cours menstruel, on ordonnera le repos au lit avec des cataplasmes sur le ventre, et on fera prendre des bains de siége chauds.

Si le flux est supprimé depuis plusieurs heures, on ne s'obstinera pas à vouloir le rappeler ; ce serait en vain, et l'on courrait le risque de hâter vers l'utérus les phénomènes inflammatoires.

Dysménorrhée.

En regard de la précédente affection, se place naturellement la dysménorrhée, *dans laquelle l'excrétion menstruelle a lieu, mais accompagnée de douleurs, incomplète, vicieuse, et pouvant être remplacée en partie par des produits d'une nature particulière.*

Il ne faut pas prendre pour des dysménorrhées ces douleurs qui précèdent les règles quelquefois de vingt-quatre heures, et qui disparaissent avec l'établissement de l'hémorrhagie : c'est le fait de la douleur même pendant les règles, ce sont les coliques utérines avec déchirement dans les lombes et les cuisses, avec prostration et vomissements, qui constituent la dysménorrhée.

Il y a plusieurs espèces de dysménorrhées: les unes

semblent se lier à une congestion trop vive de l'utérus ; du sang, venant à s'accumuler dans la trame même de l'organe, produit des accidents très-violents, qui cessent dès que la matrice peut se dégorger.

Une deuxième espèce est la dysménorrhée mécanique, tenant à ce que la voie par laquelle doit se faire l'écoulement sanguin est peu perméable. Il y a une espèce de spasme de l'orifice interne ou externe de l'utérus, tel que le sang s'accumule au delà et forme, en distendant la cavité, un caillot dont la malade accouche pour ainsi dire.

La troisième espèce est due au détachement de la membrane muqueuse elle-même de l'utérus, tantôt par une exfoliation insensible, tantôt par vastes lambeaux.

Dans le premier cas, les douleurs précèdent l'apparition des règles ;

Dans le deuxième, elles sont atroces pendant tout leur cours.

Dans la troisième espèce, les règles coulent d'abord sans douleurs ; puis surviennent des coliques atroces, qui marquent l'expulsion des fausses membranes.

TRAITEMENT. — Le traitement de cette affection est variable suivant les cas. Dans les formes congestives, saignées générales, sangsues sur le col de la matrice. Dans la dysménorrhée mécanique, il faut avoir recours au cathétérisme. M. Bennet s'est bien trouvé des inhalations du chloroforme ; on peut employer ce médicament à l'intérieur, à la dose de 30 à 50

gouttes, ou en lavement, à la même dose. L'opium, à la dose de 4, 6, 8 grains dans les 24 heures, peut être fort utile. Dans certains cas, il sera nécessaire d'introduire dans le vagin des tampons d'extrait de belladone, de la charpie imbibée de laudanum, etc. etc.

Concrétions sanguines.

Ce sont quelques phénomènes présentés par la dysménorrhée qui ont fait imaginer à des médecins, jusqu'à Lisfranc inclusivement, une maladie particulière qu'ils nomment *concrétions sanguines*. Ce ne sont là en vérité que des effets et non des causes. Le sang menstruel, les pertes sanguines, peuvent être retenues dans la matrice ; cette rétention est occasionnée par un rétrécissement, par une oblitération, par un engorgement, par un spasme du col de l'utérus. Autant de causes à ajouter à celles que nous avons déjà signalées. Le liquide incarcéré se coagule bientôt. John Hunter, le chevalier Rosa, Hewson, Thouvenel, Bordeu, ont indiqué les qualités que possède le sang pour s'organiser et former des produits variés. De là, soit dit en passant, l'explication des môles, dont l'apparition donne lieu à tant de commérages et d'ineptes méchancetés. C'est ici le cas d'appliquer la sonde ou même la tige de Simpson.

Simpson a donné le conseil de débrider l'orifice interne ; Oldham, l'orifice externe ; mais on se demande : Est-on bien sûr de pouvoir toujours arrêter l'hémorrhagie ?...

Hypertrophie granuleuse de la membrane muqueuse de l'utérus.

Cette maladie, qui présente des concrétions polypiformes, a été niée par bien des médecins, fort recommandables du reste ; mais, indépendamment de Récamier, qui la signale le premier, elle est affirmée de nos jours par MM. Trousseau et Nélaton, qui en ont guéri un certain nombre de cas par le cathéter utérin de Simpson, d'un spéculum bivalve et de la curette de Récamier. M. le Dr Maisonneuve a publié quelques travaux sur ce point encore peu connu de la pathologie utérine.

Métrite aiguë.

Cette affection offre différents degrés d'acuité, ce qui constitue la métrite aiguë, la métrite chronique, et un degré intermédiaire, qui est la métrite subaiguë.

La métrite aiguë, dont les anciens auteurs ont parlé, mais sur laquelle leur attention ne semble pas avoir été suffisamment dirigée, est digne de tout notre intérêt. Très-peu d'observations de métrite ont été publiées, encore sont-elles incomplètes ; en sorte qu'aujourd'hui encore, malgré les progrès repides qu'a faits l'anatomie pathologique, l'altération du tissu de l'utérus, qui constitue l'inflammation de ce viscère, n'est qu'imparfaitement connue et a donné lieu à différentes erreurs dans lesquelles sont tombés beaucoup d'auteurs d'ailleurs fort recommandables.

Cette maladie, contrairement à ce que pense un certain nombre de médecins, n'est pas toujours circonscrite à une seule partie de l'utérus; la phlegmasie est ordinairement générale, et non spéciale à la muqueuse du col ou de la cavité du corps.

Causes. — Les causes de cette affection sont de plusieurs ordres :

1° D'abord les unes se rattachent à l'accomplissement des fonctions physiologiques, comme les troubles de la menstruation, la dysménorrhée, l'exercice exagéré des fonctions sexuelles, l'influence des grossesses difficiles, des accouchements laborieux ;

2° D'autres sont les résultats d'une intervention mécanique ou thérapeutique : l'introduction de la sonde utérine, les pessaires à demeure, les injections froides, les cautérisations de toute nature, etc. ;

3° Viennent ensuite les divers états morbides de l'utérus, tels sont les déplacements et déviations de toute nature ;

4° Les maladies des organes voisins.

Symptômes. — La douleur est le phénomène le plus important ; elle est continue, exacerbante ; la moindre pression exercée sur l'abdomen à l'hypogastre cause à la malade des douleurs très-vives et lui fait souvent pousser des cris. Ordinairement elle est spontanée au point d'arrêter souvent la marche ou de forcer les malades à marcher pliées en deux. A cette douleur, se joint une sensation de pesanteur, de tension, de chaleur, dans la région hypogastrique.

Le toucher ainsi que l'emploi du spéculum donne des renseignements précis. Ordinairement le vagin est chaud, quelquefois brûlant, rarement baigné de mucosités, à moins de leucorrhée concomitante. Le doigt introduit dans les organes génitaux trouve le col mou, gonflé, très-douloureux au toucher, et plus chaud que le vagin. Vu au spéculum, ce dernier est assez volumineux, rouge, privé en tout ou en partie de son épithélium, surtout dans les complications de vaginite.

A ces symptômes locaux, se joignent des phénomènes généraux, tels que fièvre très-intense, altération profonde de la physionomie, pâleur, agitation, faiblesse considérable et subite, céphalalgie, vomissements, fréquence du pouls, chaleur et sécheresse de la peau.

Pronostic. — Le pronostic est ordinairement heureux, sauf complications ; la terminaison la plus défavorable et la plus ordinaire est le passage à l'état chronique.

Traitement. — Le traitement de la métrite aiguë se rapproche beaucoup de celui des autres inflammations : l'emploi des saignées générales ou locales et répétées selon l'intensité de la maladie, l'usage des

fomentations émollientes sur l'hypogastre, les injections mucilagineuses dans le vagin, les bains de siége
chauds et entiers, les boissons tempérantes, la position horizontale ; entretenir la liberté du ventre, et,
dans les cas de douleurs trop vives, associer à tous ces
moyens les narcotiques. Mais le traitement le plus
efficace est sans contredit l'application de 10 à 12
sangsues, des scarifications sur le col de l'utérus,
moyen qui amène presque immédiatement la guérison.

S'il survenait des phénomènes de métrite surai-
guë, on aurait recours aux émissions sanguines, au
calomel à doses fractionnées, pour prévenir ou combattre les accidents de péritonite.

Métrite chronique.

C'est ici que l'attention du médecin doit être sur-
excitée pour suivre au début la marche insidieuse de
cette grave affection, et l'arrêter, s'il est possible,
avant qu'elle ait pris son entier développement. Cette
affection, à notre avis, quoique pouvant être par-
tielle et se localiser principalement sur le col, n'en
exerce pas moins généralement son action sur le
corps tout entier de l'organe.

Causes. — Elle reconnaît à peu près les mêmes
causes que la métrite aiguë ; seulement M. Aran fait,
relativement à cette inflammation, qui est, dans bien
des cas, pour ne pas dire dans presque tous les cas,

une suite de la grossesse, la réflexion suivante, qui surprend par sa nouveauté, sa vérité, sa profondeur, et qui pourtant est bien naturelle : « En ce qui touche la grossesse, dit-il, on ne sait pas assez que le travail de nutrition qui s'accomplit à cette époque dans l'organe utérin peut être à lui seul le point de départ d'altérations que l'on rapporte généralement à l'inflammation. L'utérus ne s'hypertrophie pas purement et simplement dans la grossesse; il se forme des fibres nouvelles, et la membrane muqueuse se transforme complétement. Après l'accouchement, il faut que l'utérus subisse un travail rétrograde, en vertu duquel tous les matériaux déposés pendant la grossesse doivent disparaître par une transformation spéciale, la membrane caduque en se détachant ou s'amincissant, et les muscles se transformant en graisse qui est ensuite absorbée. Si ce travail rétrograde est arrêté, il y a donc là une cause matérielle d'affections utérines dans lesquelles l'inflammation joue peut-être un rôle en retardant le travail rétrograde, mais dont elle n'est pas, à proprement parler, la cause initiale. ».

SYMPTÔMES. — Elle a pour principaux symptômes une douleur obscure et profonde dans l'hypogastre; d'où elle se propage aux lombes, aux aines et aux cuisses, et, suivant quelques auteurs, aux mamelles. Cette douleur est presque toujours gravative; elle s'augmente par la station prolongée, par la marche, et surtout pendant le coït.

La leucorrhée existe chez un grand nombre de

malades atteintes de métrite chronique, ce qui constitue le catarrhe utérin, dont la nature est importante à connaître : tantôt c'est un mucus opaque ou dimi-transparent, très-adhérent ; tantôt du muco-pus ou du pus.

Toutes les fois que cet écoulement jaunâtre existe et que la femme n'a pas de vaginite, on peut sûrement diagnostiquer une inflammation chronique de l'utérus.

A côté de ces symptômes, il en existe d'autres que l'on peut appeler de voisinage, tels que constipation rebelle, miction difficile, la vessie ayant participé à l'inflammation, démangeaisons à la vulve et aux parties environnantes, troubles de la menstruation.

Ensuite viennent les troubles digestifs, qui sont très-variés : les digestions deviennent de plus en plus languissantes, les aliments à peine supportés, et leur ingestion suivie de gonflement de l'estomac ; les malades pâlissent, maigrissent, et tombent dans une indifférence générale.

Le toucher offre le vagin chaud, souvent baigné de mucosités abondantes ; le col ordinairement tuméfié, quelquefois ulcéré, dur et résistant à la pression, parfois induré ; et, ce qui est une circonstance caractéristique, l'orifice entr'ouvert. Si vous imprimez des mouvements à l'utérus, en l'inclinant soit à droite, soit à gauche, il développe des douleurs vives, très-vives. Vu au spéculum, le col est en général volumineux, irrégulier, variant, quant à sa couleur, depuis le rose pâle jusqu'au rose vif, et privé en grande partie de son épithélium. L'orifice est dilaté, et laisse échapper tantôt du mucus, tantôt du muco-pus ou du pus. La forme du museau de tanche est ordinairement changée, presque toujours il est plus long que dans l'état sain. Dans quelques cas même, comme j'ai eu plusieurs fois occasion de l'observer, il offre la forme d'un cône très-allongé, dont la base est tournée en haut, et dont le sommet étroit, de deux lignes au plus de diamètre, présente une petite fente transversale, qui est l'orifice utérin.

Marche. — La marche de la métrite chronique est fort lente; cette affection se prolonge souvent pendant plusieurs années.

Traitement. — Sangsues et scarifications sur le col de l'utérus, et, pour entretenir la liberté du ventre, on aura recours aux purgatifs pris parmi ceux qui ne congestionnent pas les parties inférieures du tube digestif; mieux encore des grands lavements froids, et surtout des douches ascendantes froides, qui rendent les plus grands services.

Pour ce qui regarde l'excrétion des urines, on ne fera de traitement spécial que s'il y a des graviers.

Les ferrugineux agissent peu, quoiqu'en disent certains médecins; la rhubarbe et quelques autres médicaments relèveront mieux les forces des malades. En somme néanmoins, l'hydrothérapie est la

clef du traitement des maladies utérines, c'est-à-dire
les bains de siége, les frictions froides, les irriga-
tions froides, le drap mouillé, la douche froide en
jets, en arrosoir, donnée pendant deux, trois, quatre
ou cinq minutes. Sous l'influence de cette médication,
les malades changent à vue d'œil, et quand la santé
est rétablie à peu près, si quelque accident local per-
siste encore, le médecin en triomphe facilement.

Concurremment avec ces moyens thérapeutiques,
on devra recommander à la malade, dans le but de
combattre l'afflux et la stagnation du sang dans les
vaisseaux utérins, de se tenir continuellement, ou
au moins plusieurs heures dans la journée, selon
l'intensité de l'inflammation, dans la position horizontale, de renoncer entièrement aux siéges et aux
lits de plumes, de coucher sur le crin.

Catarrhe utérin, rougeurs, érosions, granula-
tions, ulcérations.

Les phénomènes morbides par lesquels l'ulcération
du col de la matrice, ses granulations, ses érosions,
ses rougeurs, signalent leur apparition, ont été l'ob-
jet d'études fort sérieuses par un grand nombre
d'hommes éminents. Notre prétention n'est donc pas
d'en faire l'histoire complète; mais nous voulons
seulement insister sur quelques-uns de ces phénomènes, qui paraissent ne pas avoir fixé autant qu'ils
le méritent l'attention des observateurs : telle est l'action virulente, contagieuse, du muco-pus de l'ulcération ancienne du col utérin.

MARCHE, ÉVOLUTION ET SYMPTÔMES. — Les ulcérations, granulations, érosions, rougeurs, etc., succèdent presque toujours à une métrite chronique qui elle-même a succédé à une métrite aiguë; nous développons notre proposition.

La matrice s'enflamme ou se congestionne en totalité ou en partie, puis arrivent les engorgements plus ou moins durs de cet organe ou seulement de son col; puis, comme résultat des deux lésions précédentes, apparaît le catarrhe utérin ou sécrétion de mucus plus ou moins abondant, plus ou moins altéré. Le liquide leucorrhéique est sécrété par les glandes mucipares de la muqueuse utérine: tantôt il est visqueux, de la consistance du blanc d'œuf; tantôt c'est un simple mucus incolore, ou d'un blanc laiteux, ou légèrement jaunâtre ou verdâtre; il a une odeur peu prononcée, il est très-irritant, et nous sommes porté à croire que les ulcères, les granulations, etc., ne sont dus qu'à la causticité de ce liquide. En effet nous avons remarqué que ces mucosités bleuissaient le papier de tournesol rougi par un acide ; quelquefois cependant, quand l'ulcère était très-profond, nous avons constaté que ce muco-pus rougissait le papier bleui par le tournesol, et par conséquent contenait dans le premier cas un alcali et dans le second un acide, capables l'un et l'autre de corroder un organe aussi délicat que le museau de tanche, et finit à la longue par l'ulcérer, en passant par les divers degrés suivants : rougeurs, érosions, granulations et ulcérations.

Rougeurs, érosions, granulations. Les rougeurs succèdent toujours au catarrhe utérin ; elles précèdent les érosions, qui bientôt amènent les granulations et ensuite l'ulcération.

Ulcération. Cette dernière est une des altérations les plus communes de la matrice ; elle est caractérisée par une solution de continuité qui apparaît sur le col lui-même par suite d'une irritation insolite, et est presque toujours entretenue par une cause locale ou générale ; elle présente deux degrés, qui constituent l'ulcération superficielle ou la moins avancée, et l'ulcération profonde ou la plus avancée. Cette dernière, appelée encore ulcération granuleuse, présente l'aspect d'une plaie à la période de suppuration quand elle est semée de petits bourgeons charnus ; elle est beaucoup plus rebelle que l'ulcération superficielle, c'est la terminaison naturelle des diverses lésions décrites ci-dessus, et se rencontre presque toujours chez les femmes adultes qui ont eu des enfants.

C'est dans le museau de tanche que l'ulcération commence, et c'est presque constamment la lèvre postérieure qui est affectée, ce qui vient appuyer la thèse que nous soutenons, que le catarrhe est la cause des ulcérations ; car, s'il n'en était pas ainsi, pourquoi la lèvre antérieure serait-elle si rarement ulcérée ?

Dans cette période, c'est-à-dire dans l'ulcération profonde, le mucus utérin a changé de composition ;

il contient une plus grande quantité de pus, de cellules épithéliales, de la mucine, une plus grande quantité de matière grasse, et une espèce de parasite ou champignon aperçu au microscope par M. Ch. Robin, appelé par lui *leptomitus*, et pouvant porter la contagion et donner des blennorrhagies : en effet, jamais nous n'avons rencontré ce dernier phénomène dans l'ulcération simple, tandis que nous l'avons observé maintes et maintes fois dans l'ulcération granuleuse et profonde. Nous avons pris, près un grand nombre de femmes et de maris atteints de blennorrhagie, les renseignements les plus scrupuleux, et capables de dissiper tous les doutes, sur la nature syphilitique de leurs affections, nous nous sommes en outre abstenu de tout traitement antivénérien ; et cependant nous n'avons jamais vu arriver d'accidents spécifiques, et, chose remarquable, c'étaient toujours des affections blennorrhagiques !

Nous avons aussi constaté que le mucus utérin, arrivé à cette période, amenait chez un grand nombre de femmes, par sa propriété corrosive, divers érythèmes à la partie supérieure des cuisses et quelquefois une vive douleur au vagin lui-même.

Ce muco-pus est donc éminemment virulent, pouvant, par son principe irritant et contagieux, produire un écoulement identique à la blennorrhagie ordinaire : on y observe les mêmes phénomènes, les mêmes douleurs, la même quantité d'écoulement, et c'est, à notre avis, une des causes les plus communes d'une grande partie de certains écoulements chez l'homme.

TRAITEMENT. — On a employé contre ces divers degrés d'altération de l'organe gestateur bien des méthodes curatives ; nous allons tâcher de passer en revue les plus dignes de fixer notre attention.

D'abord il faudra chercher à combattre la cause des lésions, qui est presque toujours la métrite, comme nous l'avons démontré, et par conséquent appliquer le traitement qui lui est propre et dont nous avons parlé dans la description de cette maladie ; en même temps, il faudra chercher à modifier, à diminuer le catarrhe utérin, lorsqu'il est bien établi, par des injections astringentes ou légèrement irritantes et substitutives.

Nous conseillons, à l'exemple du professeur Becquerel, ce savant observateur, l'usage de crayons composés avec un mélange de mucilage de gomme et de tannin, que l'on introduit au moyen du spéculum dans le col même de l'utérus, que l'on maintient par de petits tampons de ouate ; cette application doit être renouvelée tous les trois ou quatre jours, alors que cette espèce de trochisque est complétement dissoute par la chaleur et par les mucosités utérines.

Aussitôt que les érosions et les ulcérations ont manifesté leur présence, il faut avoir recours aux différents modes de cautérisation soit par le nitrate d'argent fondu ou liquide, soit par le nitrate acide de mercure, cautérisations qui seront d'abord renouvelées tous les deux ou trois jours, puis une fois par semaine ; le traitement dure environ un mois, six semaines, dans les ulcérations superficielles.

Dans ces dernières années, M. Becquerel a beaucoup vanté les bons effets de la cautérisation par le cautère actuel dans les affections chroniques de l'utérus; ce célèbre clinicien, qui a eu l'occasion de traiter un grand nombre de maladies de l'organe de la maternité, surtout dans les trois hôpitaux où ce médecin a fait des recherches spéciales sur la nature et le traitement curatif de cet organe, a établi une statistique des résultats obtenus par ce mode de cautérisation.

En voici le résumé :

Hôpital de Lourcine.

Du 1er avril 1853 au 1er mars 1854....... 14 cautérisations.

Hôpital Lariboisière.

Du 1er mars 1854 au 15 octobre 1855.... 21 *id.*

Hôpital de la Pitié.

Du 15 octobre 1855 au 1er juillet 1857.... 53 *id.*

Total..... 88 cautérisations.

Ces 88 cas ont été guéris, aucun insuccès.

Le mode d'emploi du fer rouge est très-simple : après avoir essuyé la cavité du col et sa surface externe, on applique le n° 1, qui est de forme olivaire, on l'introduit jusqu'à une profondeur de 3 centimètres dans la cavité du col; puis, immédiatement retiré, on applique le cautère n° 2; ce dernier, à large surface, et chauffé à blanc comme le premier, est appliqué sur la surface externe du col, mais sans appuyer beaucoup.

Une fois la cautérisation terminée, on injecte 2 ou 3 litres d'eau froide, et on renouvelle deux ou trois fois cette injection dans le même jour.

Les résultats immédiats de ce traitement ont toujours été des plus heureux : absence complète de douleur ; nulle plainte de la part des malades, qui n'ont conscience de ce que l'on vient de leur faire que par l'odeur de la cautérisation et le bruit de l'eau que l'on injecte.

Quelquefois une seule cautérisation a suffi ; le plus souvent, deux ou trois ont été nécessaires. Ce mode de traitement n'a qu'un inconvénient, celui d'effrayer beaucoup les malades ; la galvano-caustique nous paraît avoir triomphé de ce dernier obstacle.

Dans ces dernières années, le Dr Rochard a préconisé l'iodure de chlorure mercureux en pommade (0,75 cent. pour 60 gr. d'axonge) dans les engorgements et les ulcérations de l'utérus. Après avoir nettoyé avec soin le col des mucosités plus ou moins gluantes qui le recouvrent, avec de la charpie sèche ou humide, ou bien encore, si l'adhérence des mucosités est trop grande, par l'application, pendant quelques heures, sur le col, d'un tampon de ouate imbibé de glycérine comme dissolvant, on porte, à l'aide du spéculum, sur le col, un plumasseau de charpie d'une épaisseur convenable et d'une dimension un peu plus grande que le volume de l'organe, enduit à son centre seul d'une couche légère de pommade, pour garantir la muqueuse vaginale ; puis on remplit le vagin de boulettes de ouate, et enfin on retire le spéculum. Cette application ne doit durer que cinq minutes pour les engorgements, et trois heures s'il y a ulcération ; aussitôt le pansement enlevé, il faut pratiquer des injections vaginales. Les pansements devront être renouvelés tous les huit, dix ou douze jours, et après deux, trois, quatre ou cinq applications faites aux mêmes intervalles, le col est habituellement ramené à son volume normal, et les ulcérations se cicatrisent.

On a aussi introduit tout récemment dans la thérapeutique des ulcérations du col utérin la gutta-percha, dont on a su approprier les merveilleuses propriétés à la confection de pâtes caustiques, parfaitement malléables, et susceptibles d'être adaptées à toutes les formes, l'unissant par la fusion au chlorure de zinc. Ces caustiques sont d'une application facile, d'une conservation supérieure à celle des caustiques de Filhos et Canquoin, au moyen desquels on peut limiter l'étendue en surface de leur action, comme aussi on peut en calculer la profondeur d'après l'épaisseur des plaques ; une seule application est souvent suffisante.

M. Aran a recueilli un grand nombre d'observations favorables à l'emploi des vésicatoires sur le col utérin.

1° Les vésicatoires, dit-il, peuvent être appliqués

sur le col de l'utérus, et leur application y détermine des phénomènes analogues à ceux dont elle est suivie sur les parties extérieures du corps.

2° L'application des vésicatoires sur le col ne donne lieu à aucune espèce d'accidents ni vers l'utérus ni vers les organes voisins, pas même vers la vessie.

3° Appliqués sur le col, les vésicatoires peuvent rendre des services dans la thérapeutique des affections utérines, principalement dans les affections chroniques, comme moyen de calmer la douleur, de faire diminuer ou même disparaître les engorgements, de modifier topiquement et de cicatriser vite les surfaces malades du col (ulcérations, érosions, granulations).

MM. Tessier et Cramoisy ont aussi introduit dans la thérapeutique des ulcérations et granulations du col de la matrice un traitement qui nous semble remplir des conditions très-heureuses. C'est l'introduction, au moyen du spéculum, dans le vagin jusqu'au col, de deux à trois cuillerées à café de poudre d'amidon arseniquée, préparée en porphyrisant 1 gramme d'acide arsénieux avec 1,000 gr. de poudre d'amidon, que l'on maintient avec un gros tampon de coton cardé. Cette application est renouvelée tous les quatre ou cinq jours, et les guérisons arrivent au bout d'un, deux ou trois mois au plus, dans les ulcérations profondes.

Cette méthode de traitement est excellente; elle

isole, par le coton cardé, le museau de tanche des mucosités qui l'abreuvent.

L'acide arsénieux, comme parasiticide, détruit les leptomites, et par conséquent la contagion ;

Comme cathérétique, cicatrise les plaies ;

Comme altérant, modifie l'état tout entier de l'utérus.

Hydrométrie.

Maladie rare ; c'est pour cela, dit Lisfranc, qu'elle est peu connue. Une collection de fluide séreux ou séro-muqueux la constitue ; lorsque la matrice et ses membranes sont assez profondément altérées, ce fluide est épais, troublé, bourbeux, sanguinolent.

Putrescence de l'utérus.

Cette affection, que nous ne mentionnons que pour suivre la division ordinaire, parce qu'elle n'est pas autre chose, à notre avis, sauf plus de malignité, que l'affection précédente, a trois degrés: 1er *degré*. Le tissu est mou, avec infiltration séreuse ou séro-sanguinolente, mais sans altération bien manifeste de sa structure. — 2e *degré*. L'altération est plus grande ; le tissu présente l'aspect du lard enfumé. — 3e *degré*. L'utérus est complétement dissous en putrilage.

TRAITEMENT. — Avec les modifications que la science

et la sagesse du médecin ne manqueront pas de lui suggérer, nous croyons que l'on pourra traiter cette maladie comme la métrite. La médication que nous avons conseillée est celle que préconise M. Aran, et, jusqu'à ce jour, tous ceux qui l'ont employée n'ont eu qu'à s'en féliciter.

Névralgie utérine.

Ou nous nous trompons, ou M. Becquerel a signalé le premier cette affection à l'attention du médecin. Beaucoup d'auteurs nient cette maladie : c'est, disent-ils, une douleur nerveuse, dépendant d'un état pathologique de la matrice. Aussi l'histoire de cette maladie n'est-elle décrite nulle part.

Cependant cette affection n'est point un mythe; elle est, dit M. Becquerel, parfois, il est vrai, un simple symptôme, mais souvent elle est aussi une névralgie parfaitement caractérisée.

Symptômes. — Cette névralgie se manifeste par des douleurs intenses, aiguës, lacinantes et inter-mittentes, dont le siége le plus ordinaire est l'utérus, mais s'irradiant souvent avec une grande facilité dans les régions lombaires. Le toucher a une influence telle qu'il ranime et exaspère les douleurs; les marches précipitées, les rapprochements sexuels, sont autant de causes qui rappellent la souffrance, qui se montre généralement par accès.

Cette affection s'accompagne souvent de phénomènes généraux: caractère impressionnable, irritabilité exagérée, attaques d'hystérie, vomissements, dyspnée, palpitations du cœur, etc. etc.

DIVISION. — Cette affection peut être divisée en trois variétés.

1° *Névralgie symptomatique* d'une lésion matérielle quelconque de l'utérus ou du col, constituée soit par l'inflammation, soit par des produits organiques nouveaux, polypes, cancers.

2° *Névralgie utéro-lombaire.*

3° *Névrose de l'utérus,* comme il existe une névrose de l'estomac, des intestins, du cœur, gastralgie, entéralgie, cardialgie.

MARCHE. — La marche de cette névralgie est intermittente et généralement d'une très-longue durée, et est entièrement subordonnée, dans la névralgie symptomatique, aux diverses phases de la lésion matérielle.

DIAGNOSTIC. — Le diagnostic repose sur les indications fournies par le toucher et le spéculum, au moyen desquels on peut constater les diverses lésions organiques, et les points douloureux s'irradiant aux lombes ; la névrose essentielle se reconnaît par exclusion.

TRAITEMENT, — D'abord, avant tout, chercher à combattre la cause avec beaucoup de soin et de per-

sévérance dans les névralgies symptomatiques. Dans
la névrose essentielle, le sulfate de quinine, l'opium,
la belladone, la jusquiame, en un mot, tous les narcotiques, demandent à être mis en œuvre ; les bains
généraux, les bains de siége médicamenteux, et les
injections stupéfiantes, amènent très-souvent du
soulagement.

M. le professeur Cruveilhier introduit dans le vagin un spéculum graissé d'huile, et remplit cet instrument d'une épaisse matière composée de farine
de lin et d'opium, espèce de cataplasme ; M. Aran
emploie un procédé à peu près analogue. Quant à
M. Becquerel, il introduit tous les médicaments dans
le col de la matrice : il a composé une espèce de
petit cône avec un mélange d'eau, d'huile de ricin,
de tannin, et de gomme adragant, qu'il introduit, re-
couvert d'un coussinet de ouate, dans le col et même
dans le corps de l'utérus. En dix ou douze heures,
le petit cône est fondu, et le tannin va exercer une
puissante action sur l'inflammation de l'organe ; tous
les trois jours, on en place un nouveau. L'auteur de
ce topique emploie, sous la même forme, l'opium,
des préparations de morphine, la belladone, etc. etc. ;
il a, dit-il, beaucoup à s'en louer. On conseille aussi
les eaux minérales de Saint-Sauveur (Hautes-Pyré-
nées), celles d'Ems, les bains de mer, et une hygiène
rigoureuse. Nous ajoutons, nous, qu'il ne serait pas
impossible que cette névralgie, puisque névralgie il
y a, fût efficacement combattue par les procédés
électriques mis en usage contre les autres névral-

gies ; d'autres ont recours à l'iodure de chlorure mercureux. M. le professeur Simpson a employé avec succès, comme anesthésique, le gaz acide carbonique. Cette manière de lutter contre la névralgie utérine est moins récente qu'on ne l'a cru. Hippocrate, Paul d'Égine, Ambroise Paré, ont brûlé des plantes aromatiques et médicinales, dont ils ont dirigé la fumée dans le vagin et dans la matrice, au moyen de tubes appropriés à cela ; or personne n'ignore que ces vapeurs étaient chargées d'acide carbonique.

Tumeurs fibreuses et polypes.

Nous ne nous arrêterons pas longtemps sur les *tumeurs fibreuses* et les *polypes,* qui ont tant d'analogie ; nous conseillerons purement et simplement l'opération et le plus tôt possible, à moins toutefois qu'il ne s'agisse de tumeurs interstitielles. Dans cette dernière hypothèse, M. Nélaton donne le conseil de s'abstenir.

Cancers et cancroïdes.

Quant aux cancroïdes et aux cancers, ils doivent naturellement nous occuper un peu plus de temps.

Le cancroïde est une tumeur homœomorphe, constituée par les éléments de l'épithélium.

Le cancer est une maladie spéciale, se développant en vertu d'une prédisposition particulière de l'organisme tout entier (diathèse), caractérisée par la production de tissus accidentels sans analogue dans l'économie (squirrhe, encéphaloïde), maladie inconnue dans sa nature intime.

Ces deux terribles affections, quoique ayant entre elles de grandes analogies, dont les principales sont : tendance ulcéreuse et envahissante, possibilité d'une terminaison fatale par épuisement et infection putride, lorsque l'on n'a pu s'opposer aux progrès de l'ulcère cancroïde, n'en présentent pas moins une série de différences essentielles, différences qui n'ont été bien constatées que dans ces derniers temps, à l'aide du microscope, par MM. Lebert et Broca, dont nous tâcherons de reproduire les idées par les propositions suivantes par lesquelles nous formulerons ces différences :

1º D'abord structure et aspect différent dans ces deux affections, composition microscopique toute autre.

2º Le cancroïde se développe très-souvent sous l'influence de causes purement locales, telles que des irritations légères fréquemment répétées, tandis que cette influence sur le développement du cancer est contestée par beaucoup d'hommes distingués.

3º Le cancer se développe sous l'influence d'une cause diathésique générale, ayant une tendance continuelle à envahir indistinctement tous les tissus et souvent même les organes les plus éloignés les uns des autres, soit en même temps, soit successivement.

4° L'hérédité, qui est si souvent la cause du cancer, a paru jusqu'ici étrangère à la production du cancroïde.

5° Le cancroïde ne débute que sur les membranes tapissées d'épithélium ; le cancer, au contraire, peut débuter partout où il y a des vaisseaux.

6° La marche du cancroïde est beaucoup plus lente en général que celle du cancer.

7° Le cancer débute en général par une tumeur circonscrite ; le cancroïde commence soit par un bouton à base diffuse, soit par une hypertrophie papillaire, soit par une surface à peine indurée, fendillée ou exulcérée.

8° Le cancer envahit les ganglions plus fréquemment et plus rapidement que le cancroïde.

9° Les ulcères cancéreux donnent lieu à des hémorrhagies beaucoup plus fréquentes et beaucoup plus abondantes que les ulcères cancroïdes.

10° L'une et l'autre de ces affections se terminent en général par la mort, s'il n'y a pas eu intervention chirurgicale ; le cancroïde par épuisement, produit par la suppuration ou par infection putride, le cancer par une intoxication générale, la cachexie cancéreuse, consistant dans une altération profonde de la santé, caractérisée par l'anémie, la teinte jaune-paille de la peau, l'allanguissement progressif de toutes les fonctions, qui n'est qu'une longue agonie !...

11° Le cancroïde et le cancer peuvent récidiver après l'extirpaiton, mais beaucoup plus fréquemment dans celui-ci que dans celui-là. On peut guérir par l'opération un grand nombre de cancroïdes, presque jamais le véritable cancer. Le cancroïde ne récidive que par continuation, c'est-à-dire soit sur place dans les parties voisines de la tumeur primitive, soit par irradiation dans les ganglions correspondants, ce qui est rare ; tandis que le cancer, récidivant de la même manière, repullule souvent aussi dans tout autre organe plus ou moins éloigné, et présente à l'autopsie des dépôts multiples et éloignés dans l'économie toute entière.

En un mot, le cancroïde, comme nous l'avons dit plus haut, est une tumeur ; le cancer, une maladie. Le premier est le résultat d'une affection locale ; le second, d'une affection générale de l'économie.

TRAITEMENT. — Le cancroïde, comme le cancer, devra être attaqué énergiquement. Les cautérisations au fer rouge, ou tout autre caustique énergique, tel que la pâte de Canquoin, devront être fréquemment répétées ; l'instrument tranchant, l'écraseur linéaire, rendront de grands services. Quant au cancer, indépendamment d'une diathèse contre laquelle il faut renoncer de lutter efficacement, outre qu'il est rare que l'on soit sûr du diagnostic, comme il est du devoir du médecin de tout tenter pour guérir ou du moins pour soulager la malade, le médecin n'hésitera pas à attaquer l'affection par l'instrument tranchant, par les caustiques, et surtout, comme dans les cas précédents, par le fer rouge, et pour calmer les douleurs, il aura recours à l'opium ; pour prévenir la mauvaise odeur, il renouvellera les pansements aussi souvent que possible ; enfin il cherchera à arrêter les hémorrhagies par tous les moyens mis par la science à sa disposition.

Ici plus qu'ailleurs, il est impossible d'indiquer un traitement prophylactique, attendu que la médecine est encore dans l'ignorance la plus complète de la cause réelle et efficiente du cancer, et des conditions qui peuvent présider à son développement.

Réflexions sur une des causes productrices des affections utérines.

Avant de terminer la description de ces différentes maladies, que l'on nous permette de mettre en relief une de leurs causes généralement méconnue, qui a été signalée, il y a quelques années, par le Dr Turck.

La médecine qui se contente d'assigner un siége à la maladie, et de prescrire contre elle tel ou tel remède, est presque toujours insuffisante et souvent fatale. Le médecin qui se prive des secours de l'étiologie ressemble à l'homme cherchant à décrire, par une nuit profonde, tous les objets qui se trouvent à son horizon, et que la lumière seule pourrait lui faire découvrir.

Les affections utérines sont infiniment plus communes qu'elles ne l'étaient autrefois, et comme toujours elles font bien plus de victimes à la ville qu'à la campagne. On a cependant perfectionné et vulgarisé les spéculums, prodigué les cautérisations au nitrate d'argent, et une foule d'autres moyens; mais la santé publique y a peu gagné. C'est que, si vous n'écartez pas avant tout la cause de la maladie que vous êtes appelé à guérir, vous multipliez inutilement contre elle les cautérisations, les injections, les remèdes de toute espèce; vous perdez votre temps et vos peines.

Les maladies de la matrice reconnaissent sans doute des causes très-diverses; mais la plus commune de toutes, la plus puissante et celle dont on s'occupe le moins, c'est la constipation exagérée, et la constipation est infiniment plus fréquente à la ville qu'à la campagne, à cause de la différence de nourriture et des habitudes de la vie, par exemple le manque d'exercice et les professions sédentaires dans les habitations peu aérées. « La constipation, dit Chomel, donne lieu à la stase du sang dans les vaisseaux du rectum, de la vessie et de l'utérus, aux hémorrhoïdes, aux pertes utérines, aux flueurs blanches, aux hémorrhagies, aux catarrhes de la vessie. » L'accumulation de fèces dures, globuleuses, dans le bas de l'intestin, produit encore sur le corps et le col de l'utérus une compression souvent très-douloureuse, et qui peut, à elle seule, devenir une cause active de la maladie. Et puis viennent les violents efforts d'exonération, amenant des déplacements de la matrice, et prédisposant à l'affaiblissement des parois abdominales, qui laissent alors descendre trop bas la masse des intestins, ajoutent à tous les accidents utérins, et rendent encore la défécation plus difficile, et par conséquent favorisent l'afflux du sang dans tous les organes du bassin.

Si la matrice devient, sous cette influence, le siége d'une métrite chronique, d'un catarrhe, si le col utérin s'excorie, irrité par les sécrétions morbides qui l'abreuvent, ou par les frottements dus à l'abaissement ou à l'inclinaison vicieuse de l'utérus, suite de la constipation, si chaque selle résulte de contractions expulsives souvent décuplées de violence, que peuvent faire alors les cautérisations, les injections, l'immobilité des malades? On comprend qu'il faille avant tout faire disparaître la cause du mal, la constipation, et cela suffira souvent pour amener une guérison solide. Mais triompher de la constipation n'est souvent pas chose facile. Aux siècles passés, on avait recours aux purgatifs, et peut-être c'est à cause de cela que les maladies de la matrice étaient moins communes. Hâtons-nous de dire cependant que les purgatifs souvent répétés ont fréquemment des inconvénients, tels qu'on ne peut et qu'on ne doit recourir qu'exceptionnellement à leur aide. Les lavements simples ou médicamenteux nous offrent bien leur puissant secours; les lavements, ce vieux remède, qui, au rapport d'Hérodote, étaient employés trois fois par mois par les savants égyptiens : «Sapientes ægyptii, singulis mensibus, gratia «conservandæ sanitatis, triduo intestina clysteris «abluebant.» Mais tous les praticiens savent que les lavements échouent contre la constipation; en voici la cause: Un muscle trop longtemps contracté perd toujours de la longueur de ses fibres, c'est un fait reconnu de chacun; la constipation, en maintenant souvent pendant plusieurs jours les sphincters de l'anus dans un état de contraction permanente, raccourcit nécessairement leurs fibres et diminue par conséquent la largeur de l'orifice anal. La constipation ajoute donc ainsi aux causes qui la produisent. Un des meilleurs remèdes pour la combattre, c'est la douche ascendante : elle remplit le gros intestin, dont les parois réagissent sur l'eau par leur propre élasticité; bientôt la résistance des sphincters de l'anus est vaincue, et ils restent ainsi dilatés pendant toute la durée de la douche, dont le jet doit alors être toujours suffisamment volumineux. Mais la douche ascendante ne peut pas être prise partout, et partout on peut recourir à un moyen d'une grande puissance, très-connu des bonnes femmes pour le médecin des enfants; je veux parler des suppositoires. Les anciens le prescrivaient très-souvent. Il ne doit être employé ici que comme un simple dilatateur de l'anus; il faut qu'il soit au moyen du volume des dernières matières rendues, et que l'on arrive bientôt à un suppositoire aussi gros que les fèces les plus volumineuses. On le laisse en place huit ou dix minutes, et on le met immédiatement après avoir pris un lavement. Trois ou quatre applications de ce moyen, à un jour d'intervalle, suffiront pour vaincre la plupart des constipations, et pour les diminuer toutes, à condition cependant qu'on les combattra encore par le régime et l'exercice au grand air et à pied. Le pain *autopyre,*

comme les Grecs appelaient le pain mêlé de son, et
de préférence le pain de seigle, sont alors bien indi-
qués.

Nous ne nous étendrons pas plus longtemps sur
cette cause trop souvent méconnue, sur ces faits
la plupart du temps inaperçus; notre but, dans cette
notice, était de rappeler à la mémoire des praticiens
l'emploi des suppositoires, en les leur indiquant
comme un moyen très-utile dans le traitement du
plus grand nombre des maladies de matrice.